AF586217

UN MOT
SUR LA NATURE
DE LA
PHTHISIE PULMONAIRE,

PAR LE DR P. CHÉNEAU.

Je n'enseigne pas, je raconte.

MONTAIGNE.

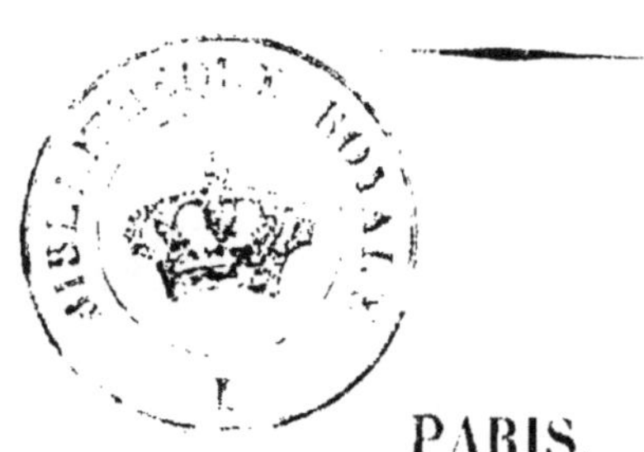

PARIS.
TERZUOLO, IMPRIMEUR-LIBRAIRE,
RUE DE VAUGIRARD, N° 11.

1838.

La guérison de la phthisie pulmonaire est-elle possible par le secours de la médecine?

Dans quelles circonstances peut-on l'espérer? Quel traitement peut être proposé?

Telles sont les questions que j'ai cherché à résoudre dans un mémoire que j'ai présenté à l'Académie des Sciences le 11 décembre 1837, sous le titre de : *Introduction à des Recherches nouvelles sur la nature et le traitement de la Phthisie pulmonaire*, et dont je me hasarde à faire connaître en ce moment la première partie.

INTRODUCTION.

La curabilité de la phthisie pulmonaire, par le secours de la médecine, est encore un sujet de controverse parmi ceux qui l'exercent. Cette question, aussi importante à l'honneur de notre art qu'aux intérêts de l'humanité, a été bien des fois agitée, mais n'a pu être encore résolue de manière à ne plus laisser de doute dans l'esprit des observateurs attentifs et consciencieux. Des faits ont été cités, mais épars, isolés, de sorte qu'on a pu dire que quelques cas de guérison avaient été observés, il est vrai, à la suite d'un traitement qu'on faisait suivre à des malades ; mais que ces guérisons étaient dues au hasard, que c'était la nature qui les avait opérées, et que la médecine n'y était pour rien.

D'ailleurs les moyens employés n'étant pour la plupart appuyés d'aucune considération pratique, ils n'ont pu aider à la thérapeutique, et n'ont profité qu'à ceux qui ont fourni le sujet de ces observations.

J'aurai donc rendu à la science un immense service, si ma théorie permet de baser un traitement d'après la nature de la maladie et les mille circonstances qui peuvent l'accompagner; j'aurai rendu à l'humanité un service plus grand encore, si, en prouvant que la curabilité est possible, je parviens à ranimer l'espérance des médecins découragés par tant d'insuccès, et les amène à traiter, avec quelque confiance, une affection à laquelle ils se contentent d'apporter des moyens palliatifs, abandonnant le soin de la guérison à la nature, presque toujours insuffisante dans ce cas.

Mais il importe avant tout de préciser la nature de la phthisie.

Intéressé d'une manière particulière à la solution de cette question, je me suis livré à de nombreuses recherches; mais chez tous ceux qui ont écrit, je n'ai trouvé que des contradictions : pour les uns la phthisie est une maladie inflammatoire, une congestion sanguine active du poumon; pour d'autres c'est une maladie asthénique; pour d'autres, enfin, ce n'est une maladie ni sthénique ni asthénique, mais un scrofule du poumon. Bien que cette définition soit aussi obscure que le sujet qu'elle veut définir, elle tend à faire croire cependant que ces derniers ont pressenti qu'il y avait quelque chose de particulier dans la production de cette affection.

Comme nous le verrons bientôt, j'ai du être peu satisfait de ces opinions. Oubliant donc pour un moment tout ce qui avait été dit jusqu'alors, tout ce que l'analogie pouvait faire supposer, j'ai voulu ne consulter que la maladie elle-même, son mode de développement et sa manière d'être, pour tâcher d'en découvrir la cause première.

Ce n'est qu'après avoir arrêté ma conviction sur ce point, que j'ai tenté l'application de mes idées nouvelles; elle a été heureuse. Je crois pouvoir assurer avoir réussi dans le dixième des cas à peu près, et toujours chez des malades arrivés au dernier degré. J'exclus cependant de ce chiffre ceux auprès desquels j'ai été appelé vingt-quatre ou quarante-huit heures avant la mort.

Ces faits et les réflexions auxquelles ils sont dus m'ont paru, messieurs, dignes de fixer un instant votre attention; mais j'ai besoin de toute votre indulgence. C'est pour la première fois que je m'essaie, et je ne me suis pas dissimulé toutes les difficultés qui se rattachent à un sujet aussi grave et aussi peu avancé encore. C'est pourquoi j'ai réduit à un simple aperçu le long travail que j'avais l'intention d'abord de vous soumettre. Quelque incomplet que soit actuellement ce mémoire, il pourra suffire à faire connaître le point de vue sous lequel j'ai envisagé la phthisie pulmonaire ; et si mes opinions ne sont pas soutenues, comme elles auraient pu l'être, les faits resteront toujours, et ce n'est qu'à cause des faits que j'ai pensé qu'il pouvait offrir quelque intérêt.

Puisse votre jugement, messieurs, ne pas repousser mes efforts d'une manière trop sévère, et me permettre de poursuivre des recherches dont les premiers résultats m'ont paru si satisfaisants.

PREMIÈRE PARTIE.

DE LA NATURE

DE LA

PHTHISIE PULMONAIRE.

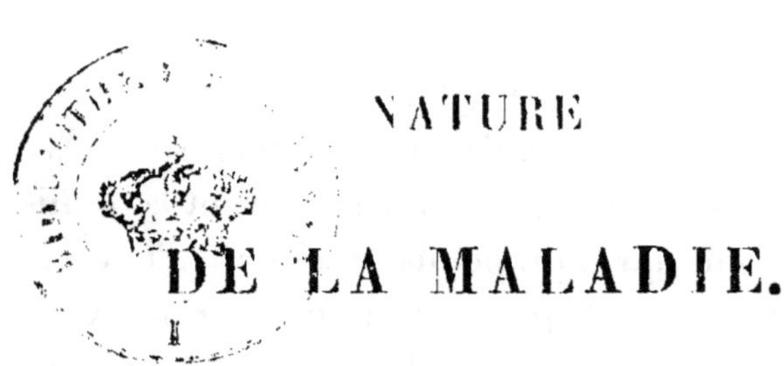

NATURE DE LA MALADIE.

C'est une chose digne de remarque, que, parmi les auteurs qui ont écrit sur la phthisie pulmonaire, aucun n'ait tenté d'apprécier la manière dont agissent sur l'économie les causes qui peuvent la produire : ce n'est cependant qu'après avoir étudié leur influence sur les différents systèmes d'organes qu'on peut arriver à reconnaître la nature d'une maladie ; et comment appliquer un traitement si l'on n'est fixé sur le caractère de l'affection?

Essayons de remplir cette lacune.

§ I. Deux opinions principales ont été émises sur la nature de la phthsie ; l'une *sthénique*, et l'autre *asthénique*, car ceux qui l'ont pensée *scrofuleuse* n'ont proposé qu'un traitement excitant, et par conséquent l'ont rangée de fait dans les maladies de cette dernière catégorie.

Bien que la première de ces opinions soit généralement rejetée à l'époque où nous sommes, il n'est pas moins vrai qu'on voit souvent la phthisie survenir après ou pendant la durée d'une inflammation, soit que cette inflammation existe vers le poumon, soit qu'elle occupe des organes importants plus ou moins éloignés. Il n'est pas rare de la voir se manifester pendant ou à la suite d'un catarrhe pulmonaire, d'une pneumonie. Il n'est pas rare non plus de voir des individus, retenus au lit pour une péritonite, une métrite, présenter au bout d'un certain temps tous les signes de la tuberculisation, bien qu'une cause originelle ou antérieure à l'affection qui a suspendu les habitudes du malade puisse être accusée.

Sans même qu'il y ait d'affection de ce genre, un état sthénique, un excès de constitution, une sorte de compression des forces, ne peuvent-ils pas dans quelques cas, très-rares à la vérité, avoir la même influence?

Un même père et une même mère, tous deux d'une santé remarquable, donnèrent naissance à cinq filles, toutes plus fortes et plus belles les unes que les autres. Trois se marièrent et conservèrent la constitution qui leur avait été transmise; mais les deux autres, plus robustes peut-être encore. arrivées à dix-huit et dix-neuf ans, encore filles, virent leur fraîcheur se dissiper, toute leur économie se détériorer, et les symptômes de la phthisie terminèrent bientôt une existence qui promettait de compter un grand nombre d'années ; toutes deux manifestèrent dans leurs derniers moments le bonheur qu'elles pensaient trouver dans le mariage, et exprimaient par les propos les plus obscènes les besoins que leur nature leur faisait éprouver.

Chez l'une d'elles, l'autopsie mit à même de constater un grand nombre de tubercules ramollis dans les deux poumons.

Dans une autre famille, quatre demoiselles naquirent de parents qui déjà sont arrivés à un âge assez avancé sans avoir jamais été malades. Les deux aînées sont mariées et se portent bien, la plus jeune ne fait encore concevoir aucune crainte ; mais la sœur qui l'a précédée, et qui était d'une force remarquable, vit sa santé chanceler quand elle arriva à sa vingtième année, et succomba à une phthisie non douteuse.

Ceci me parait d'observation : chez quelques jeunes filles qui obéissent tardivement à la loi que la nature impose à toutes les personnes de leur sexe, la santé s'altère par degré, et quelquefois au point de faire craindre les suites les plus affreuses; mais aussitôt qu'elles deviennent mères, tout l'organisme se réveille, des forces inconnues se développent, et bientôt elles recouvrent leur santé première ou acquièrent une constitution qu'elles ne pouvaient espérer.

J'ai vu l'amaigrissement, une toux sèche, accompagnée d'hémoptysies légères il est vrai, mais qui s'étaient répétées, se dissiper immédiatement après le mariage, la malade prendre un embonpoint remarquable, et la maternité consolider une santé qui ne s'est pas démentie depuis quatre ans.

Parmi ces jeunes personnes, on pourrait alléguer chez quelques-unes un excès de santé, de constitution, de tempérament; mais chez les autres il n'y a aucun désir du mariage, on rencontre plutôt une santé délicate en apparence, et l'économie attend, a besoin, pour se développer, de l'excitation que cette nouvelle fonction apporte dans l'organisme.

Mais peut-on supposer que, chez les dernières dont j'ai parlé, il y ait une faiblesse réelle? je ne le pense pas, et certes pour moi il y a une sorte de compression de forces.

Je ne dis pas pour cela que la phthisie soit de nature inflammatoire, mais bien qu'une inflammation ou même des circonstances sthéniques peuvent placer l'organisme dans cet état spécial qui permet la tuberculisation; je dis aussi que sans cet état spécial que l'inflammation a pu favoriser, mais qui peut être aussi préexistait à son développement, et alors à un faible degré, l'inflammation aurait suivi ses modes ordinaires de terminaison.

§ II. La supposition d'une nature purement asthénique ne me semble pas non plus répondre aux objections qu'on peut lui faire.

On a réuni pour l'accréditer toutes les causes qu'on appelle débilitantes :

— Une constitution délicate.

— La privation d'aliments sains, ou bien d'une suffisante quantité d'aliments, etc....

— L'épuisement consécutif à une maladie longue.

Mais on voit un certain nombre de personnes délicates, même des femmes (qui, comme l'ont démontré MM. Louis et Roche, sont bien plus fréquemment atteintes), jouir d'une santé constamment bonne, et qui, bien que dans nombre d'occasions leur dévouement, leur énergie morale les aient portées à affronter des fatigues, des privations qui semblaient au-dessus de leurs forces physiques, et auxquelles d'autres plus robustes en apparence n'auraient pu résister, on voit, dis-je, de ces personnes délicates au plus haut degré parcourir toute leur existence sans jamais présenter le moindre signe qui puisse faire craindre pour l'invasion de la phthisie.

Mais chez elles il y a un rapport exact entre toutes les fonctions, toutes les lois de l'organisme sont dans un équilibre parfait ; et chez ces personnes, bien que d'une conformation délicate, le principe de vie est cependant fortement constitué.

La constitution délicate ne peut donc être regardée que comme une circonstance qui rend plus facile le développement des conditions particulières propres à l'invasion de la maladie tuberculeuse.

Ce que je viens de dire de la faiblesse constitutionnelle s'applique aux causes débilitantes.

La privation de bons aliments ou de la quantité nécessaire d'aliments, ne saurait amener davantage la tuberculisation, si des circonstances antérieures n'ont préparé la constitution. Combien de malheureux ne voit-on pas vivre de rien, et ce rien encore être de nature à s'approprier difficilement à nos organes, et ne jamais devenir phthisiques ! Tout leur être souffre, certainement; ils sont débiles, mais la maladie qui nous occupe ne les affecte pas.

M. Roche croit qu'une nourriture presque exclusive de laitage, de farineux, etc., dispose d'une manière spéciale à la tuberculisation. Mais certes, quelques contrées de la France se nourrissent de cette manière, et présentent peu de phthisiques. Il peut être des constitutions, des circonstances, dans lesquelles ce mode d'alimentation entraîne ces conséquences fâcheuses ; mais on ne doit pas l'accuser d'une manière aussi générale.

Il en est de même encore des grossesses trop rapprochées. J'ai vu des femmes qui, devenues enceintes coup sur coup, avaient été jetées dans un épuisement remarquable. La voix s'était altérée ; quelquefois une toux sèche venait se joindre à l'amaigrissement ; quelquefois encore l'utérus, par suite de cette débilitation générale, s'était abaissé jusqu'à ce que l'économie, revenant à son état normal, ses ligaments pussent le ramener à la place accoutumée; mais cependant elles n'ont jamais présenté la moindre apparence tuberculeuse.

Si la maladie était purement asthénique, les stimulants devraient avoir les résultats les plus avantageux; et, loin de là, nous voyons souvent qu'ils ne peuvent être supportés, et ne font qu'accroître les accidents.

Les causes purement débilitantes ne peuvent donc encore amener de dégénérescence tuberculeuses qu'autant qu'elles auront décidé un état particulier de l'organisme, ou que celui-ci existait préalablement.

§ III. On a réuni sous le même titre une série de causes que j'appellerai *énervantes*, et qui me paraissent avoir une action plus directe et plus prononcée sur la production de cet état de l'innervation, et aussi sur le développement des tubercules. Toutes, il est vrai, finissent par débiliter la constitution; mais souvent ce n'est qu'après avoir excité le système nerveux pendant un certain temps, et, si je puis dire, après l'avoir usé par un surcroît d'activité qu'il était incapable de supporter long-temps.

Parmi ces causes j'ai rangé :

L'abus des plaisirs vénériens, de l'onanisme. l'habitude de passer les nuits, les affections tristes de l'âme, le changement de climat, l'usage excessif des boissons spiritueuses.

En effet, ce n'est plus seulement une fonction, un organe qu'elles intéressent, mais bien toute l'économie, c'est tout le système nerveux qu'elles ébranlent, c'est toutes les facultés morales et physiques qu'elles affectent ou anéantissent, c'est la vie qu'elles tendent à détruire.

Je ne doute pas, d'après l'observation, que leur prolongation, que leur excès d'action (relativement aux individus, car ce n'est qu'ainsi qu'on peut entendre le mot excès), n'amène bien plus sûrement la tuberculisation.

Dans toutes les observations, en effet, que j'ai pu rassembler de personnes qui s'étaient livrées d'une manière abusive à l'onanisme, on a constaté des tubercules après la mort. On sait combien chez ces malheureux il y a peu de réaction dans les maladies qui les atteignent.

Parmi les malades que j'ai eu occasion de traiter, et chez lesquels j'ai cru pouvoir rapporter les accidents à l'habitude de passer les nuits, non-seulement je n'ai pu obtenir une seule guérison, mais chez aucun d'eux je n'ai pu tant soit peu enrayer la marche de la maladie.

Mais encore combien de gens ne voit-on pas avoir été en proie aux chagrins les plus violents, ou bien s'être soumis de la manière la plus abusive aux circonstances dont je viens de parler, et ne jamais devenir phthisiques ! Quelque violente et prolongée qu'ait été leur action, elle n'a pas suffi pour détruire la force de réaction du principe vital.

Je ne chercherai pas à faire ressortir l'influence fâcheuse que peut avoir sur le développement de la phthisie le changement de climat, surtout quand il se fait d'un climat chaud ou tempéré dans un climat humide et froid; tous les praticiens sont d'accord, je crois, sur la valeur de cette cause et sur le trouble qu'elle apporte dans l'organisme.

§ IV. Je ne veux pas terminer cet examen sans jeter un coup-d'œil sur l'usage des corsets et l'exercice des instruments à vent. Je crois qu'on a exagéré de beaucoup les reproches qu'ils méritent dans certains cas.

Il est certain que presque toutes les femmes portent des corsets, que beaucoup d'hommes s'astreignent à ce mode d'habillement sans en être incommodés.

Employé avec précaution, ce vêtement ne me paraît pas devoir entraîner de conséquences graves; il me semble au contraire préserver la région épigastrique de la gêne que feraient éprouver les cordons que nécessite l'habillement des femmes. D'ailleurs il ne peut contrarier les fonctions pulmonaires que de la base de la poitrine, et je ne sais jusqu'à quel point, il ne pourrait forcer l'acte de la respiration à se faire par les parties supérieures, qu'il serait si nécessaire de développer chez les personnes disposées à cette horrible maladie. Mais si, comme cela a lieu chez quelques femmes, la constriction qu'elles exercent à l'aide de ces machines va jusqu'au point d'enfoncer les côtes sur le foie, de changer ainsi la forme anatomique de cet organe et celle de l'estomac, on conçoit que des désordres de tout genre puissent se manifester, d'autant plus que chez ces coquettes la constriction des corsets n'est souvent pas la seule cause d'altération des phénomènes vitaux.

Si l'action des corsets peut être dangereuse dans certains cas, ce n'est donc pas à cause de la gêne de la respiration de la poitrine, mais bien parce que la compression qu'ils exercent à la fois sur l'estomac, le foie, les centres nerveux de l'abdomen, etc., enfin sur un grand nombre d'organes importants dans leur ensemble et chacun en particulier, elle vient à porter le trouble dans tout l'organisme par le dérangement de leur fonction.

Autant que ma mémoire peut me servir dans les faits observés à l'hôpital de la Charité, de ces déformations d'organes par l'abus de ces instruments de torture, les malades ont succombé à des affections étrangères à celle qui nous occupe. Dans les faits cités par le professeur Chaussier, où le diaphragme s'était élevé jusqu'à la troisième et même la deuxième côte, la mort n'avait pas été le résultat de tubercules.

§ V. Quant aux instruments à vent, je n'ai jamais compris, je l'avoue, l'influence fâcheuse dont on les accuse. Je pourrais même citer plusieurs artistes qui, jugés phthisiques dans leur jeunesse, sont maintenant arrivés à un âge assez avancé, et attribuent le développement de leur constitution au jeu de leurs instruments. J'en conseillerais volontiers l'essai dans les premiers temps de la maladie.

D'après Roger (*Effets de la musique sur le corps humain*), la phthisie serait plus commune chez les personnes qui jouent des instruments à cordes; on peut en trouver des raisons dans les positions qu'ils nécessitent et dans la vibration qu'ils produisent sur la poitrine : il faut cependant ajouter, qu'en général les personnes délicates les choisissent de préférence aux instruments à vent. Mais ce qui me paraît démontré, c'est que ces derniers concourent à augmenter l'action des muscles et des organes pectoraux, et que si leur exercice détermine plus de mouvement, de vitalité vers ces parties, les instruments à vent sont étrangers aux inconvénients qu'on leur reproche.

Les seuls dérangements que j'ai observés chez ceux qui s'adonnent à leur étude, et seulement encore ces dérangements avaient lieu dans les premiers temps qu'ils s'y livraient, étaient des coliques, des diarrhées; mais je n'ai jamais entendu parler d'oppression, ni de fatigue aucune vers les organes respiratoires.

Il est facile de s'assurer de ces faits (1).

(1) Souvent la phthisie n'a pas besoin d'une cause déter

§ VI. Le court examen que nous venons de faire des causes de la maladie me semble suffisant pour prouver qu'aucune de celles qui ont été assignées ne peut déterminer la tuberculisation, s'il n'existe préalablement et à un certain degré une altéra-

---

minante pour se manifester; elle survient d'une manière lente et graduée par l'effet seul de l'altération de la constitution, et ce que l'on observe dans la première période donne une idée bien exacte de cet état spécial que je désigne sous le nom de *lésion de l'innervation* et qui précède la tuberculisation. Ainsi, si du côté de la poitrine on observe une petite toux sèche qui n'a d'autre caractère que celui qu'on désigne sous le nom de *nerveux*, toux qui souvent se dissipe après que le malade s'est soumis à des circonstances qui devraient l'augmenter si elle avait un autre caractère, ainsi, par exemple, après un exercice inaccoutumé, une promenade au grand air, le bal même, l'exercice du cheval principalement; ou bien encore si l'on observe des oppressions plus ou moins durables qui surviennent sans cause connue, des extinctions de voix sans toux, sans chaleur, ni rougeur appréciables, en même temps le trouble des fonctinos digestives s'annonce par des bizarreries dans le goût, l'appétit, par la lenteur des digestions.

En même temps encore qu'on peut constater des dérangements vers les centres nerveux de ces deux grandes cavités, ceux de la masse encéphalique deviennent appréciables; il y a de l'irritabilité morale ou bien de l'apathie; de l'insouciance.

tion de l'innervation, et que tout *dérangement morbide indistinctement*, peut produire cette altération, si sa durée se prolonge, s'il se passe sur des organes importants, ou s'il vient à suspendre une série de fonctions indispensables à notre existence. Ainsi donc il n'est pas de causes spé-

---

Quelquefois il y a des frissons vagues. Les malades, sans pouvoir fixer le lieu de leur souffrance, expriment leur malaise par ces mots seulement : *Je ne me porte pas bien ;* et si leur état de santé primitif semble renaître, ce n'est que pour quelques jours ou quelques instants, et, en général, lorsque leur vitalité vient à être excitée par quelque impression nouvelle.

L'imagination à cette époque enfante toutes sortes de projets, mais à l'exécution desquels leur force physique et morale se refuse.

Si dans cet état on persécute avec soin chaque organe en particulier, aucune lésion essentielle ne se fait remarquer ; mais si l'on examine l'ensemble, on s'aperçoit que les conditions de la santé n'existent plus. Déjà la somme partielle d'altération de chaque fonction forme un total de diminution d'activité vitale, incompatible avec l'existence. Chez tous ces malades l'irritabilité générale est pervertie, et la contractilité diminue.

Les plus partisants de l'inflammation sont forcés d'admettre qu'à cette époque les phénomènes qui ont lieu ne sont que nerveux.

ciales de la phthisie pulmonaire ; mais les unes agissent avec une énergie bien plus grande que les autres pour amener cette détérioration de l'influx nerveux.

§ VII. Mais pour que toutes les causes quelles qu'elles soient, sthéniques, ou asthéniques, ou énervantes, puissent produire le même résultat, il faut bien supposer que c'est le *sensorium commune* qu'elles affectent, puisqu'il n'y a que lui qui puisse percevoir toutes les impressions, quelle que soit leur nature, et si les fonctions de tous nos organes viennent à se pervertir, à s'appauvrir simultanément sans qu'on puisse reconnaître chez aucun d'eux la moindre altération de tissus, on ne peut se refuser d'admettre que le trouble a lieu dans le principe qui les régit, dans la puissance qui les tient tous sous sa dépendance.

Je me crois donc suffisamment autorisé à dire que la phthisie pulmonaire reconnaît pour cause première une lésion des propriétés vitales, du principe vital, de l'innervation, enfin de cette force inconnue qui retient sous sa dépendance tous les organes, et sous l'influence de laquelle s'accomplissent tous les actes vitaux ; que ce n'est que consécutivement à cette lésion de l'innervation, que surviennent les altérations de tissus appréciables à nos moyens d'investigations, altérations de tissus quelquefois en rapport avec les symptômes et la marche de la maladie; mais quelquefois aussi dans des rapports tellement indirects avec le trouble des fonctions en général, qu'il est impossible de se rendre compte de la violence des accidents, de la rapidité ou de la lenteur de leur marche par les désordres observés après la mort.

§ VIII. A l'aide de la théorie que je propose, j'ai pu me rendre compte de la manière d'agir des différentes circonstances qui précèdent ou accompagnent le développement de la phthisie; si on me la refuse, comment pourra-t-on expliquer toutes celles qui surviennent pendant la maladie, la mort subite par exemple, qui n'est pas très-rare pendant le cours de cette affection?

Si dans quelques cas on a observé des congestions qui on paru capables de la déterminer, dans le plus grand nombre aussi on ne trouve absolument rien qui puisse expliquer la cessation soudaine des phénomènes vitaux.

Quelquefois la mort n'arrive pas aussi brusquement, on peut la prévoir; mais l'autopsie ne fait découvrir que des lésions commençantes, et trop légères pour qu'on puisse leur attribuer une terminaison aussi prompte encore, et aussi fâcheuse.

Dans ce cas, il me semble, toutes les ressources de la vie étaient épuisées, et le malade s'est éteint.

Il sera tout aussi difficile d'indiquer le mode d'invasion de la maladie chez cet homme qu'une fracture de jambe, ou une entorse, retient plusieurs mois à la chambre. Il n'a jamais été malade, et l'on ne peut supposer qu'il se soit exposé aux causes d'une inflammation pulmonaire, puisqu'il n'a pas quitté le lit ou le coin du feu ; cependant par l'inaction, par la diminution de la contractilité, toutes les fonctions ont langui ; l'innervation, probablement déjà détériorée, mais non à un degré suffisant pour que la phthisie se montre sans cette nouvelle occasion, s'est altérée de nouveau, et tous les signes des affections tuberculeuses se font apercevoir.

Relativement à ces malades qu'une affection étrangère à la phthisie retient au lit ou à la chambre, et chez lesquels celle-ci survient par suite du trouble que la maladie qui les a forcés de suspendre leurs habitudes, apporte dans l'organisme, ou à cause d'un traitement débilitant trop prolongé, ou à cause de l'inaction, etc. etc., il est une remarque à faire qui peut être favorable à mon opinion ; c'est que la tuberculisation surviendra d'autant plus facilement que l'affection qui favorise son développement portera sur des organes plus essentiels à la vie. Ainsi, je ne doute pas qu'elle se manifeste bien plus fréquemment pendant le cours d'une gastro-entérite, d'une péritonite, d'une métrite, que pendant une inflammation de la vessie, par exemple.

§ IX. On a avancé que les phthisiques étaient enclins d'une manière particulière aux plaisirs vénériens, et des hommes dignes de foi assurent que cette disposition existe jusqu'aux derniers moments de leur existence. Je ne sais si elle est aussi générale qu'on l'a dit, mais ce qui me paraît avéré, c'est qu'on ne l'observe jamais dans les affections inflammatoires des grandes cavités, ni dans les altérations organiques autres que celle qui nous occupe ; qu'au contraire, il n'est pas très-rare de rencontrer dans des maladies nerveuses, le priapisme, le satyriasis, et d'autres excitations des organes génitaux.

§ X. Comment poura-t-on se rendre compte de

la suspension des accidents, et même de la guérison de la phthisie, par l'apparition d'une maladie nerveuse, d'une névralgie, d'une aliénation mentale? Des ouvrages dignes de foi contiennent assez de faits de cette sorte pour qu'il soit inutile d'en rapporter de nouveaux, pour qu'on puisse douter de ce que je répète. Dira-t-on qu'alors il s'opère une dérivation? je le suppose pour un moment; mais par quelles lois peut-elle s'opérer?

Lorsque des organes sur lesquels une dérivation semblerait possible dans d'autres affections, viennent à l'affecter pendant le cours de la phthisie, on peut diagnostiquer, je crois, que c'est une maladie nouvelle ajoutée à celle du poumon; que celle-ci fait des progrès; que des altérations se forment dans de nouvelles parties; mais je ne crois pas que dans la phthisie, telle qu'on l'entend par ce mot depuis Laënnec, on ait vu l'affection du poumon cesser par l'apparition d'une autre maladie organique; et toutes les fois qu'on a vu s'adjoindre des symptômes de gastro-entérite, on a pu pronostiquer que la terminaison fâcheuse était plus rapprochée, sans jamais, je crois, concevoir l'espérance d'une dérivation. Je doute même que dans des circonstances qui pourraient présenter plus de chances favorables à cette dérivation, et qu'on a citées comme ayant été salutaires aux malades, la formation d'une fistule à l'anus, par exemple; je doute qu'on ait jamais vu la maladie primitive arriver à sa guérison, si l'on avait affaire à une véritable phthisie. Si je m'en rapporte à mon expérience, je dirai que les fistules sont toujours alors d'un pronostic fâcheux, non que je pense qu'on doive rapporter à la fistule elle-même, à la suppuration qu'elle entraîne, les nouveaux dangers qu'elle annonce, mais parce que sa formation me semble une preuve du dépérissement général de la constitution. Il serait, en effet, fort difficile de faire sécher à cette époque les cautères, les vésicatoires, etc.

Pendant un temps, M. le professeur Fouquier a cru devoir tenter l'établissement de ces fistules à l'hôpital de la Charité, et je ne crois pas qu'il en ait obtenu de résultats avantageux.

Si, dans la phthisie, la nature opérait quelquefois d'une manière salutaire à l'aide de ces dérivations, ce serait bien certainement de préférence lorsque les règles, au lieu de diminuer, s'augmentent au contraire dans une proportion hors de toute habitude. J'ai vu, avec M. le professeur Fouquier, une jeune dame chez laquelle cet écoulement a été en augmentant dans une proportion directe avec l'accroissement de la maladie principale, et constituer dans les derniers moments une hémorrhagie continuelle.

Ce fait me paraît digne d'attention. Pour qu'une émission sanguine aussi prononcée pût avoir lieu, il fallait bien qu'il se fît une congestion considérable vers l'utérus, et si la phthisie était de nature asthénique ou était due à une congestion active du poumon, comme l'ont avancé quelques praticiens, une perte aussi abondante et aussi continue, fournie par un organe aussi important, aurait dû suffire pour détruire à la fois la cause et les symptômes. Au contraire, les deux états maladifs ont marché de pair. Je dis les deux états maladifs, parce que je crois que la suppression menstruelle est un bienfait de la nature, qui suspend un écoulement qui ne peut qu'ajouter à la faiblesse du malade.

En supposant d'ailleurs pour un moment que la maladie du poumon pût ainsi se déplacer pour se porter sur un autre organe, mais ce serait toujours avec le caractère tuberculeux, il faudrait donc admettre, pour que la guérison eût lieu de la sorte, non-seulement le transport de la maladie, mais la transformation de son caractère.

Cependant il peut arriver que la sensibilité s'exaspère dans différentes parties du corps, et que la phthisie se suspende plus ou moins complètement. Pour expliquer ce phénomène, il faut cependant bien reconnaître à cette maladie la nature, le caractère que nous lui avons supposé, et la cause première étant détruite, les accidents consécutifs peuvent s'arrêter et se dissiper par les seuls efforts de la nature. Tous les autres moyens de dérivations supposées ne s'attachaient qu'aux symptômes, et quelquefois en effet une saignée, la diarrhée même diminuent la toux et l'oppression; mais ce soulagement n'est que momentané, parce que ces moyens n'ont d'action que contre les congestions résultantes de la présence des tubercules, tandis que, lors de l'apparition d'une névralgie, d'une aliénation mentale, c'est la cause elle-même qui est combattue, et les accidents non-seulement peuvent s'arrêter, mais la guérison complète avoir lieu. Il faut donc bien conclure pour une de ces hypothèses : ou bien à cause de l'identité de nature des deux affections, une dérivation, ailleurs impossible, peut encore s'effectuer sur le système nerveux, et la cause étant détruite, les accidents s'arrêter d'eux-mêmes; ou bien l'excitation nouvelle venant à modifier toute la sensibilité nerveuse, et par suite celle des organes pulmonaires, leur permet ainsi une réaction suffisante à l'accomplissement de leurs fonctions. Cette dernière explication me semble préférable.

Ces faits me paraissent mériter la plus grande attention. Ils tendent à prouver que la nature de la phthisie est essentiellement nerveuse; ils peuvent aussi faire penser que ce caractère se continue dans toutes les périodes de la maladie; de plus, ils me semblent faire pressentir les règles de traitement à mettre en pratique : ce sont celles que j'ai constamment suivies, et le nombre de faits que j'ai consignés à la fin de ce mémoire doit disposer en leur faveur.

§ XI. Ce qui se passe chez une femme phthisique pendant la gestation vient encore à l'appui de mes opinions. Bien fréquemment, pendant la grossesse, les symptômes diminuent, et la santé se rétablit, en apparence, au point de faire croire que chez quelques-unes de ces infortunées la guérison est complète.

S'il ne s'opérait alors qu'une dérivation, il me semble que le trouble qu'apporterait vers l'utérus le déplacement d'une maladie telle que la phthisie nécessiterait l'avortement. Il me semble encore qu'une dérivation qui aurait existé pendant neuf mois, pendant lesquels encore toute l'économie aurait semblé revenir à son état normal, aurait dû suffire pour permettre une guérison assurée; mais il n'en est pas ainsi.

Si la maladie était de nature purement asthénique, il me semble aussi que la grossesse ajoutant à la faiblesse individuelle, devrait contribuer à augmenter les accidents.

Pourquoi donc, dans le cas qui nous occupe, le travail désorganisateur vient-il à s'arrêter aussitôt que l'enfantement a lieu? La femme reprend-elle des forces, de l'embonpoint, une activité, un bien-être depuis long-temps inconnus? L'explication m'en semble facile et naturelle. La nature, dont le but principal est la reproduction de l'espèce, excite chez la femme enceinte un surcroît de vitalité, réunit toutes les forces qui lui restent pour qu'elle puisse concevoir dans les conditions les plus favorables à la conservation du nouvel être; mais ce surcroît de forces momentané est aux dépens de celles que l'économie peut posséder encore, et lorsqu'elle a usé toutes ses ressources pour satisfaire à la loi qui lui est imposée, elle tombe aussitôt dans un épuisement complet, et la mort a lieu.

Le surcroît d'activité que déploie l'organisme ne se concentre pas sur les organes génitaux; et en effet, pour que l'enfant pût recevoir une nourriture, et par suite une constitution aussi bonne que possible, il fallait bien que toutes les fonctions de la mère pussent également s'accomplir. Sous cette excitation générale, les fonctions pulmonaires se réveillent, s'accroissent dans la même proportion que celles des autres parties du corps, et les désordres se suspendent; mais au moment où cette exaltation vient à cesser, les symptômes primitifs renaissent et marchent avec une rapidité d'autant plus effroyable, que l'organisme aura plus dépensé dans les derniers moments.

Qu'il y a loin de ces phénomènes à ceux de la dérivation! Le bien-être qu'éprouvent les femmes, de la gestation, n'est pas spécial à la phthisie pulmonaire ; on l'observe dans beaucoup d'autres maladies nerveuses, et seulement dans des maladies nerveuses; ce qui tend encore à prouver en faveur de mon opinion.

Il est encore bien d'autres raisons que je pourrais faire valoir ; mais je sortirais des bornes que je me suis prescrites en les énumérant en ce moment.

§ XII. Originelle ou acquise, nous avons jusqu'ici considéré la phthisie comme une maladie essentiellement constitutionnelle; ne peut-elle pas cependant ne constituer quelquefois qu'une affection locale?

Chez une personne tout-à-fait étrangère aux circonstances générales que nous avons indiquées, une inflammation pulmonaire venant à se continuer pendant long-temps, ou après s'être répétée un certain nombre de fois, peut, je crois, altérer les propriétés vitales d'une partie de l'organe qui en est le siége et favoriser la formation d'un ou plusieurs tubercules. Ils pourront alors, selon leur grosseur et leur nombre, selon aussi d'autres circonstances plus ou moins appréciables, réagir sur toute l'économie et reproduire les désordres habituels, ou bien ne constituer qu'une affection tout-à-fait locale, n'entraîner aucun trouble dans l'organisme, et peut-être marcher vers la cicatrisation : ou bien encore persister jusqu'à la mort des individus sans avoir contribué en rien à l'accélérer, et sans avoir même, jusqu'à ce moment, laissé soupçonner leur existence. C'est ce qui a lieu, je crois, dans quelques catarrhes chroniques.

On m'a déjà objecté qu'on voyait des individus gros, gras, et réunissant tous les signes d'une forte constitution, d'une santé parfaite, devenir phthisiques, bien qu'ils aient la nourriture la meilleure, que leur sommeil soit long et régulier, qu'ils n'aient éprouvé aucun chagrin, et qu'on ne puisse en rien supposer une altération des propriétés vitales. Mais d'abord pour repousser mon opinion, il faudrait avoir reconnu chez ces malades une cause qui fût en opposition avec celle que je me plais à assigner. Tous les jours on voit des maladies survenir, sans qu'on puisse en reconnaître la cause, sans que les individus se soient exposés en rien aux influences qu'on suppose pouvoir les produire; mais parce qu'alors il n'est pas de causes appréciables, doit-on conclure qu'il n'en a pas existé? Dans combien de circonstances la nature ne nous cache-t-elle pas ses moyens de destruction, tout aussi bien que ses ressources, ses moyens de salut?..... D'ailleurs, comme je l'ai dit, je raconte, j'expose les vues qui m'ont guidé. Si l'on émet une opinion qui me paraisse plus satisfaisante, je suis prêt à l'adopter : peut-être moi-même, après plus d'observations, je modifierai celle que je professe aujourd'hui; mais avec elle je puis expliquer toutes les particularités de cette maladie, ce qu'on n'a pu faire avec aucune des théories proposées jusqu'alors.

FIN.

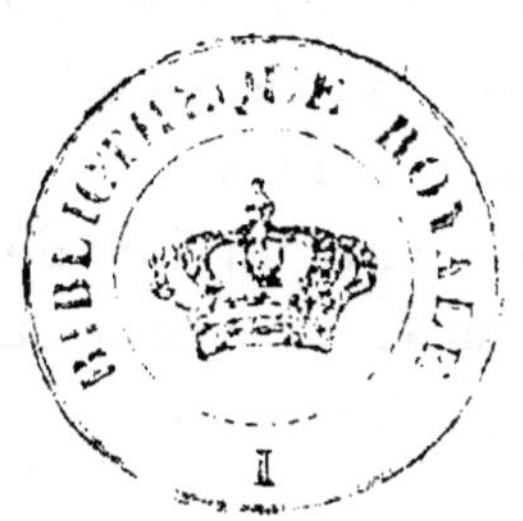

ERRATA.

Page 12, ligne 1re, *au lieu de :* bien qu'une cause originelle ou antérieure à l'affection, qui a suspendu les habitudes du malade, puisse être accusée ; *lisez :* bien qu'aucune cause originelle ou antérieure à l'affection, qui a suspendu les habitudes du malade, ne puisse être accusée.

Page 18, ligne 4, *au lieu de :* à la place accoutumée ; *lisez :* à sa place accoutumée.

Page 25, note, troisième alinéa, ligne 1re, *au lieu de :* persécute ; *lisez :* perscrute

Page 52, ligne 11, *au lieu de :* asthénique ; *lisez :* sthenique.

www.ingramcontent.com/pod-product-compliance
Lightning Source LLC
LaVergne TN
LVHW012019160826
845678LV00002B/912

9782329662633